传承

醋和酒

食疗妙方

食物的自然力量

韦大文 ◎ 编著

中原农民出版社

· 郑州 ·

图书在版编目（CIP）数据

醋和酒食疗妙方 / 韦大文编著. -- 郑州 ： 中原农民出版社，2024. 9. -- ISBN 978-7-5542-3026-8

Ⅰ．R247.1

中国国家版本馆CIP数据核字第2024TW3195号

醋和酒食疗妙方

CU HE JIU SHILIAO MIAOFANG

出 版 人：刘宏伟

选题策划：谢珊珊

责任编辑：谢珊珊

责任校对：李秋娟

责任印制：孙 瑞

美术编辑：耿晨露

出版发行：中原农民出版社

　　　　　地址：河南自贸试验区郑州片区（郑东）祥盛街 27 号 7 层

　　　　　电话：0371-65713859（发行部）　　　0371-65788879（医卫编辑部）

经　　销：全国新华书店

印　　刷：河南省诚和印制有限公司

开　　本：710 mm×1010 mm　1/16

印　　张：5

字　　数：59 千字

版　　次：2024 年 9 月第 1 版

印　　次：2024 年 9 月第 1 次印刷

定　　价：22.00 元

内容提要

　　中医食疗在健康和养生领域一直具有极高的地位和价值，由于其注重整体性、安全性、经济性、无痛苦性，以及能增强体质、辅助治疗疾病等方面的优点，而越来越成为一种受欢迎的养生和治疗方式。

　　我们家中常备的醋和酒都是具有悠久历史的饮品，并且都被视为药食同源的物品，通过合理的食材搭配与制作方式，它们不仅可以为我们提供营养与美味，还对很多疾病有一定的预防及食疗效果。书中用通俗的语言分别介绍了醋和酒的营养成分、健康功效、食用宜忌，以及取材方便、做法简单、疗效好的调养食疗方。如治泄泻的醋调吴茱萸、治支气管炎的蜜醋甘草饮、治失眠的黄精首乌酒、治跌打损伤的鸡血藤酒等。愿本书能成为呵护您和家人健康的好帮手！

前言

　　俗语言"开门七件事——柴、米、油、盐、酱、醋、茶"，醋是人们日常生活中不可缺少的一种调味品，占有十分重要的地位。烹调菜肴时加醋，既可祛除炒菜原料的腥膻气，又可改善菜肴的色、香、味，激发人的食欲，提高消化能力。醋还能提高菜肴的营养价值，醋里的酸性物质有助于食物中的钙离子溶解，进而促进人体对膳食钙的吸收；烹调菜肴时加点醋也能减少维生素 C 的损失，因为维生素 C 是一种酸性物质，在醋酸的环境中比较稳定。此外，用醋浸渍食物还有杀菌、防腐的作用。

　　醋既是餐桌上的食品，又是可以用来治疗疾病的药品。我国早就有对醋的疗效的记载。李时珍《本草纲目》记载其："消痈肿，散水气，杀邪毒。"用醋入药，有活血化瘀、散结的作用。民间常用醋调药物治疗疾病，如流行性腮腺炎、足癣、胆道蛔虫、毒虫叮咬、足跟痛、踝部扭伤等，均有一定的效果。

　　酒是一种极为普通又十分时尚的饮料。古时，无论是达官显贵，还是平民百姓，都与酒有着难以割舍的情缘。随着社会的发展，人们对酒的消费已逐渐成为一种文化上的需要。为了传承悠久厚重的历史文化和满足绚丽多彩的现代文化的需求，在不同场合、不同层面，更能展现酒的独特个性、蕴含的情感，以及细腻的品味，从而赋予其更深层次的精神价值和文化感染力，我们根据药食同源、药食同理的理论，将酒从不同的角度介绍给百姓，让大家听之能愉，饮之能悦，用之能效。在中国，以药酒养生治病已有几千年的历史，中药亦是药酒取之不尽、用之不竭的原料库。除常喝的白酒之外，还有黄酒、葡萄酒、啤酒、蜂蜜酒、米酒等，既口感醇香，又能令人心旷神怡、精神矍铄。

　　酒对人体的保健作用亦是十分显著的，如三鞭酒，即是根据饮食进补的原则，经过筛选、加工而成的，此酒具有补益肝肾、强筋壮骨的作用，韩国和东南亚的一些国家视其为珍酒，饮用者甚多。如今，国内人士亦越来越感到保健酒作用效力的明显。特别是人到中年以后，身体逐渐走向衰老，功能在逐渐减退，常出现气血不足现象。一些有志青年为社会进步呕心沥血，殚精竭虑，因而白发早生，若其能在百忙之中、工作之余，常服用自制的保健酒，通过酒在体内的引导作用，促进血液循环、舒筋活络、强健筋骨，并激发思维活动，则无疑是他们自我呵护、保持活力的一种佳选。

　　醋和酒在养生保健中占有重要的地位。本书中介绍的醋和酒的食疗方多选用药食两用的食材，具有保健养生、增强五脏功能、平衡阴阳、补益气血、预防疾病的作用。醋中常配伍吴茱萸、威灵仙、虎杖、五倍子等，可治疗一些常见病和多发病。酒中常配伍龙眼、大枣、枸杞、当归、茯神、杜仲、菊花、地黄等。服用此类药酒时，宜常饮、小量，不可过度。为了更好地发挥酒的有益功效，我们将古人的一些酒方，进行了适当的调整加工，使其通俗、实用。同时将其制作方法、详细作用等作一详细介绍，以供大家参考。

目录

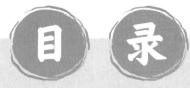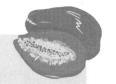

醋

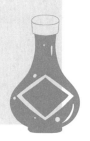

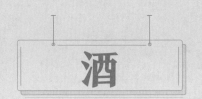

酒

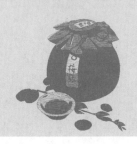

醋

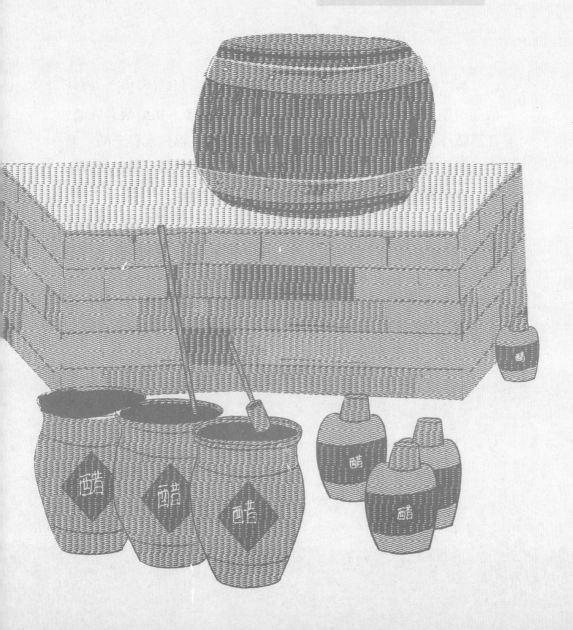

营养成分

数千年前，我们的祖先就已经掌握了谷物制醋的技术，春秋战国时期已有专门酿醋的作坊。我国名醋很多，如山西老陈醋、江苏镇江香醋、四川保宁醋、天津独流老醋、福建永春老醋、河南正阳伏陈醋等。从古至今，醋都是日常生活中不可缺少的调味品。食用醋中的营养成分丰富，现代营养学测定：

每 100 克醋（均值）含有脂肪 0.3 克，蛋白质 2.1 克，碳水化合物 4.9 克，烟酸 1.4 毫克，维生素 B_1 0.03 毫克，维生素 B_2 0.05 毫克，磷 96 毫克，钾 351 毫克，钠 262 毫克，钙 17 毫克，铁 6 毫克，锌 1.25 毫克，硒 2.4 毫克。食醋中含有氨基酸 18 种，其中包括人体必需的 8 种氨基酸。这些营养成分的恰当配合对补充人体营养、降低血压、防止衰老、提高免疫力等十分有益。

健康功效

醋对人体有非常多的益处，食用醋的健康功效主要体现在以下几个方面：

☁ 开胃消食。醋具有开胃作用，可以促进唾液的分泌，帮助身体的消化吸收，对缓解食欲减退、食积等症状有一定作用。醋中的有机酸还可以增进胃酸分泌，促进胃肠道蠕动，有利于胃肠道的消化，避免出现消化不良的现象。

☁ 保护血管。醋含有丰富的氨基酸、有机酸等物质，可促进身体的新陈代谢，有助于降低血脂和总胆固醇的含量，并且可在一定程度上软化血管，改善动脉硬化，防止心血管疾病的发生。

☁ 美容护肤。醋含有的醋酸、乳酸、氨基酸、甘油和醛类化合物等物质，对人体皮肤有柔和的刺激作用，能软化肌肤角质，去除死皮，促进血液循环。其中含有的维生素 C 等成分还具有抗氧化作用，因此醋也具有美容护肤的功效。

☁ 保护肝脏。醋中的抗氧化物质有助于增强肝脏的解毒功能，减少肝脏损伤。同时，醋酸可以增强肝脏内解毒酶的活性，帮助清除体内的毒素和废物。此外，醋中的氨基酸、维生素等营养物质对修复受损的肝细胞有一定的作用，从而有助于预防肝脏疾病的发生。

☙ 缓解疲劳。醋中所含的有机酸可以促进人体内糖的代谢，并使肌肉中的疲劳物质乳酸和丙酮等被分解，从而达到缓解疲劳、提神醒脑的效果。

☙ 杀菌作用。醋中的醋酸可以改变病原微生物细胞膜的通透性，破坏其代谢酶，从而起到杀菌的作用，因此醋也被广泛应用于清洁和消毒。醋还可以抑制细菌的生长，对常见的甲型链球菌、卡他球菌、肺炎球菌、金黄色葡萄球菌、流感杆菌等都有一定的抑制效果。

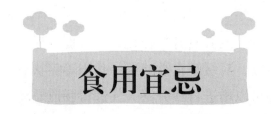

食用宜忌

汉代张仲景曾在《金匮要略》中指出："味酸则伤筋，筋伤则缓，名曰泄。"可见用醋食疗养生应持科学的态度，不能急于求成，而要遵循适量原则，并根据个人的体质和需求进行调整。同时，对于特殊人群，如孕妇、儿童、老年人等，最好在医生的指导下进行饮食调整。食用醋的注意事项主要包括以下几点：

☙ 适量食用。尽管食用醋有诸多好处，但也不可一次性摄入过多，大量的醋会对胃肠有很大的刺激，影响健康。每日摄入的醋量不宜超过100毫升，还要避免空腹食用。

● 选择酿造醋。应选择酿造醋而非化学合成的醋。酿造醋由粮食、水果或蔬菜等发酵制成，含更多营养成分。购买醋时要看加工标准，GB 开头的为酿造醋，SB、DB 开头的为配制醋。酿造醋的颜色一般应为琥珀色或红棕色，有光泽的更好。

● 注意药物禁忌。在服用某些药物的时候不宜吃醋。如磺胺类药物，其在酸性环境中容易在肾脏形成结晶，损坏肾小管；碳酸钙、碳酸氢钠、氧化镁、氢氧化铝等碱性药物易被醋酸中和，从而失去药效；庆大霉素、卡那霉素、红霉素等抗生素药物在酸性环境下会降低药效；醋有收敛之性，服用解表发汗类的中药时也不宜吃醋。

● 注意人群适宜性。胃溃疡和胃酸过多的患者不宜食醋，因为醋含有丰富的有机酸，会促使胃液分泌增多，腐蚀胃肠黏膜，加重溃疡病的发展；有急性口腔疾病如口腔溃疡、牙本质过敏或牙龈炎、牙髓炎者应慎重食醋，在食用含醋较多的菜肴后应及时漱口，以保护牙齿。1 岁以内的儿童不宜多吃醋，因其味觉功能未发育完全，如果食用大量的醋，味觉功能的发育则会受到影响。

调养食疗方

感　冒

妙方一　醋调白萝卜

〔材料〕白萝卜250克，米醋、盐、糖、香油各适量。

〔做法〕将白萝卜洗净，稍晾，切成细丝，放入盘中，用米醋、盐、糖、香油调之即可。

〔大夫叮嘱〕本方对预防流行性感冒有一定的辅助作用。醋调白萝卜属于寒凉性质的食物，胃肠功能较弱的人应注意适量食用。

妙方二　糯米葱白生姜粥

〔材料〕糯米100克，葱白、生姜各15克，醋10毫升。

〔做法〕将糯米、葱白、生姜分别洗净，葱白切成约3厘米的段，生姜切成细长丝，将葱段与姜丝用纱布包好，放入锅中，加糯米和适量的水，用大火煮沸后，改小火煮至粥成。将葱姜包捞出，用醋调之即可。

〔**大夫叮嘱**〕本方对风寒感冒、慢性支气管炎等有较好的食疗效果。患者喝完该粥后，速盖被子，微微汗出即可。

妙方三　**粳米生姜粥**

〔**材料**〕粳米 50 克，生姜 5 片，小葱白 2~3 根，醋、盐各适量。

〔**做法**〕将粳米洗净放入锅中，加水适量，用大火煮沸后，改小火煮至粥快熟时，放入葱白、生姜，小火再煮，待熟时加入醋、盐即可。

〔**大夫叮嘱**〕本方对风寒感冒有一定的食疗效果。服用本方后应注意休息，有利于祛除风寒。

流行性腮腺炎

妙方一　**醋调三七**

〔**材料**〕三七粉（含三七的牙膏亦可）、食醋各适量，纱布 1 块。

〔**做法**〕将三七粉或含三七的牙膏放入容器内，用少量醋调成糊状即可。

〔**大夫叮嘱**〕将调好的药糊涂于纱布上，外敷于患处。本方具有活血化瘀、解毒消肿的功效，有助于缓解腮部肿胀。

妙方二　**醋调椒泥**

〔**材料**〕花椒树根部的泥土、醋各适量，纱布 1 块。

〔**做法**〕将花椒树根部的泥土用筛子除去土块，用其细泥与醋调糊即可。

〔**大夫叮嘱**〕将调好的泥糊涂于纱布上，外敷于患处，每日敷 1 次。本方为民间验方，具有祛瘀、消肿、散结的功效。患病

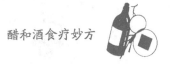

期间注意禁食辛辣刺激之物。

痢 疾

妙方一 醋煮蛋

〔材料〕鸡蛋 2 枚，醋适量。

〔做法〕将鸡蛋放入锅中，用醋煮熟后取出，打碎蛋壳，再放入醋中，小火稍煮即可。

〔大夫叮嘱〕本方有滋阴止痢的功效，适用于阴虚久痢。痢疾初起者不宜食用。

妙方二 米醋猪血羹

〔材料〕新鲜猪血 200 克，米醋 15 毫升。

〔做法〕将新鲜猪血在沸水中煮熟，成块后捞出，晾凉，切成小四方块放入碗中，用米醋调之即可。

〔大夫叮嘱〕空腹食用。本方有止痢、养血的功效，适用于细菌性痢疾、贫血等。猪血与醋相调有些发涩，可略加香油调之。

妙方三 醋调荞麦苗

〔材料〕荞麦苗 500 克，盐、醋、蒜各适量。

〔做法〕将荞麦苗焯熟，加盐、醋及捣烂的大蒜泥，拌匀即可食用。

〔大夫叮嘱〕本方具有消积滞、止泄痢的功效。脾胃虚寒者慎食。

泄　泻

妙方一 **醋调吴茱萸**

〔材料〕吴茱萸 3 克，醋 5 毫升，纱布 1 块。

〔做法〕将吴茱萸洗净、晾干，研成细粉放入容器内，用醋调成糊状即可。

〔大夫叮嘱〕将调好的糊放到纱布上，贴在脐旁 2 寸的天枢穴上，亦可贴到涌泉穴上。吴茱萸有温胃祛寒的功效，因此本方对虚寒性泄泻有较好的治疗效果。

妙方二 **醋茶**

〔材料〕绿茶 20 克，食醋 20 毫升。

〔做法〕将绿茶放入杯中，用适量沸水浸泡至茶叶全部泡开，将醋对入茶中即可。

〔大夫叮嘱〕不拘时间频服。本方有收涩止泻的功效，可以解毒、宽肠、止泻。适用于轻度腹泻。

黄　疸

妙方 **威灵仙醋蛋**

〔材料〕威灵仙 30 克，鸡蛋 1 枚，米醋 10 克。

〔做法〕先将威灵仙与鸡蛋同入锅中，加水适量，大火煮沸后再改小火煎煮 30 分钟，然后去渣及蛋壳，调入米醋即可。

〔大夫叮嘱〕吃蛋饮汤。本方具有宣通五脏、祛风除湿的功效。适用于阳黄证候。服用此方后忌食猪肉和辛辣食物。

咳　嗽

妙方 **醋泡紫皮蒜**

〔**材料**〕紫皮大蒜、醋各适量。

〔**做法**〕将紫皮大蒜剥皮，留最里边一层皮。将醋放入锅中，用大火煮开后晾凉，放入紫皮大蒜，浸泡数日即可。

〔**大夫叮嘱**〕每日食用最多不超过 10 瓣，多服可致烧心、胃中嘈杂。

支气管炎

妙方一 **蜜醋甘草饮**

〔**材料**〕甘草 6 克，醋 10 毫升，蜂蜜适量。

〔**做法**〕将甘草、醋用沸水冲泡，根据个人口味加入适量蜂蜜调匀即可。

〔**大夫叮嘱**〕本方有润肺的功效，适用于慢性支气管炎干咳者，有痰湿的患者不宜服用。

妙方二 **红糖醋蒜**

〔**材料**〕大蒜 10 头，红糖 10 克，醋 20 毫升。

〔**做法**〕将醋与红糖放入锅中，大火煮开后晾凉，大蒜剥去外皮，分瓣放入糖醋汁中浸渍 7 日即可。

〔**大夫叮嘱**〕本方对慢性支气管炎有一定的食疗效果。可以长期服用。

胃　痛

妙方 丁香生姜片

〔材料〕生姜 60 克，丁香 4 克，白醋 100 毫升。

〔做法〕生姜洗净切片，放入容器内，加入白醋后稍加搅拌，再放入丁香，待姜腌制好即可。

〔大夫叮嘱〕每日食用，服时适量即可。该法制作的姜片辛甜微香，对寒邪引起的胃痛效果最明显。

关节炎

妙方一 芥末膏

〔材料〕芥末 30 克，醋 300 毫升，纱布适量。

〔做法〕将芥末放入容器中，用醋调成糊状即可。

〔大夫叮嘱〕将调好的芥末糊敷于患处，用纱布包好。芥末有很强的辛散走窜之性，用多了容易起疱，一定要适可而止。

妙方二 辣椒膏

〔材料〕辣椒粉 50 克，醋或酒各适量。

〔做法〕取辣椒粉放入容器中，用醋或酒调糊即可。

〔大夫叮嘱〕将调好的辣椒糊贴敷在关节处，用纱布包好，每 2 日换 1 次。本方对皮肤有刺激作用，使用时要适可而止。

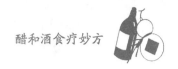

肌肉痉挛

妙方 **虎杖炖猪蹄**

〔材料〕虎杖 30 克，猪蹄 1 只，米醋 50 毫升。

〔做法〕将猪蹄去毛及杂质，剁成四段，虎杖洗净，与猪蹄一同放入锅中，加水适量，大火煮开后改小火慢炖，炖至猪蹄将熟时放入米醋即可。

〔大夫叮嘱〕本方有舒筋活络、强筋健骨及补钙的功效，尤其适用于腓肠肌痉挛。

甲状腺肿

妙方 **醋蜇皮**

〔材料〕海蜇皮 50 克，米醋、盐各适量。

〔做法〕海蜇皮洗净，切细丝，放入盘中，用米醋和盐调之即可。

〔大夫叮嘱〕本方有散结化湿的功效。对甲状腺肿有较好的改善作用，还有利于减肥。

高血压

妙方 **醋泡脆花生**

〔材料〕花生仁、米醋、油、桂花各适量。

〔做法〕将锅置火上烧热，加少许油，倒入花生仁，用小火炒熟后放入容器中稍晾，然后倒入米醋浸泡，撒入桂花即可。

〔**大夫叮嘱**〕每日食用花生仁适量。长期食用醋泡脆花生可以软化血管。

高脂血症

妙方 降脂醋豆

〔**材料**〕黄豆、醋各适量。

〔**做法**〕将黄豆煮熟放入容器中，用醋浸泡1天后即可。

〔**大夫叮嘱**〕黄豆易引起腹胀，因此每日服用应适量。

中　毒

妙方一 醋茶饮

〔**材料**〕茶叶30克，醋100毫升。

〔**做法**〕用沸水冲泡茶叶，然后将醋与茶水混合即可。

〔**大夫叮嘱**〕分3次饮服。本方有解毒、清心之功效。对煤气中毒有一定的缓解作用。但需注意本方为急救之法，不可长期服用。有条件者，一定要及时就医。

妙方二 醋糖生姜解毒饮

〔**材料**〕生姜9克，食醋15克，葱根6克，白糖30克。

〔**做法**〕生姜、葱根分别洗净、切片，放入锅中，加水适量，先用大火煮沸，再改小火煎煮15分钟左右取汁。将食醋、白糖对入汁内即可饮用。

〔**大夫叮嘱**〕本方对松花蛋中毒有一定的解毒功效。

疮　疡

妙方一　菊花消疗汁

〔材料〕鲜野菊花叶适量，米醋10毫升，白酒5毫升，纱布1块。

〔做法〕野菊花叶洗净放入锅中，加水500毫升，先用大火煮沸，再改小火煮约20分钟，然后晾凉，对入米醋、白酒即可。

〔大夫叮嘱〕用纱布蘸汁洗患处。本方有清热解毒、消肿止痛的功效，适用于蛇头疔，即西医所称的化脓性指头炎。

妙方二　白蔹治疗水

〔材料〕鲜白蔹50克，醋500毫升。

〔做法〕鲜白蔹洗净、切片，放入容器中，用醋泡之即可。

〔大夫叮嘱〕外涂于患处。白蔹可解毒消炎，有收敛的功效，醋可以消毒，故本方可用于蛇头疔初期。

妙方三　干姜醋方

〔材料〕干姜100克，米醋300毫升。

〔做法〕干姜炒焦研末，以醋调之即可。

〔大夫叮嘱〕外敷于患处。本方可以温经通络，对早期的疖、痈等皮肤感染有消散的作用。

妙方四　葱白醋方

〔材料〕连根葱白5根，米醋500毫升。

〔做法〕连根葱白去掉泥土、洗净，切成3厘米的段，放入容器中，用米醋泡之即可。

〔大夫叮嘱〕外涂于患处。本方外用可以消毒杀菌、消肿。可用于治疗痈肿硬无头、不变色者。

妙方五 **乳香没药膏**

〔材料〕乳香、没药各6克，醋250毫升。

〔做法〕乳香、没药研末，放入容器中，用醋调之即可。

〔大夫叮嘱〕外涂于患处。本方有活血化瘀、消肿止痛的功效，是常用的消肿药。可用于治疗许多外科疾病，如疖、痈、丹毒等。

妙方六 **醋蛋糊**

〔材料〕鸡蛋1枚，米醋适量，纱布适量。

〔做法〕鸡蛋去壳，放入容器中，搅散，用醋调成糊状即可。

〔大夫叮嘱〕外敷于患处，用纱布包好。本方适用于臁疮（相当于西医的慢性下肢溃疡）症状较轻者。

肩周炎

妙方 **牛膝膏**

〔材料〕葱汁、生姜汁、蒜汁、米醋各20毫升，牛膝末10克，面粉适量，纱布适量。

〔做法〕将牛膝末与葱汁、生姜汁、蒜汁一起放入容器中，混合均匀，用米醋调之，最后放入面粉，搅成糊状即可。

〔大夫叮嘱〕取适量调好的糊敷于患处，用纱布包好。本方仅适用于肩周炎及臂痛、腿痛等各种疼痛症状较轻者。

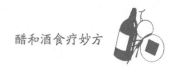

下肢痛

妙方一 葱汁莱菔子糊

〔材料〕葱白、莱菔子各 15 克，醋适量，纱布适量。

〔做法〕葱白榨成汁，莱菔子焙干研末。将莱菔子末放入容器中，用醋和葱白汁调成糊状即可。

〔大夫叮嘱〕将调好的糊敷于患处，用纱布包好。本方仅适用于风寒引起的下肢痛症状较轻者。

妙方二 威灵仙糊

〔材料〕威灵仙 5~10 克，陈醋适量，纱布适量。

〔做法〕威灵仙洗净，稍晾，研碎成末，放入容器中，用陈醋将威灵仙末调成糊状即可。

〔大夫叮嘱〕将调好的糊涂于纱布上，敷于患处包好，每 2 日换药 1 次。本方对足跟痛较轻者有一定疗效。

妙方三 芍茴牛膝膏

〔材料〕白芍 30 克，怀牛膝 15 克，甘草 10 克，小茴香 3 克，白酒、醋各 30~50 毫升，纱布适量。

〔做法〕将白芍、怀牛膝、甘草、小茴香洗净，稍晾干，研末放入容器中，用醋、白酒调成均匀的糊状即可。

〔大夫叮嘱〕将调好的糊涂于纱布上，敷于患处包好，每 2 日换药 1 次。本方主要适用于足跟痛及腰腿痛。

淋巴结结核

妙方 猫爪草膏

〔材料〕猫爪草 250 克，醋 100 毫升。

〔做法〕将猫爪草洗净，稍晾，研末，放入容器中，用醋调成糊状即可。

〔大夫叮嘱〕外敷于患处，每日换药 1 次。本方有明显的抗淋巴结结核的功效，外敷的同时可内服猫爪草汤。

扭挫伤

妙方一 八角枫叶膏

〔材料〕新鲜八角枫叶 50 克，醋适量。

〔做法〕将新鲜的八角枫叶洗净，稍晾，捣成糊状，放入容器中，用醋调之即可。

〔大夫叮嘱〕外敷于患处，每 2 日换药 1 次。本方有消肿止痛的功效，适用于踝部扭伤症状较轻者。

妙方二 韭菜泥

〔材料〕新鲜韭菜（带根）1 把，醋适量。

〔做法〕将新鲜的带根韭菜洗净，捣成糊状，放入容器中，用醋调之即可。

〔大夫叮嘱〕外敷于患处，每日换药 1 次。适用于手足关节挫伤症状较轻者。

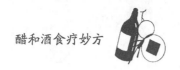

外 伤

妙方 **赤小豆五倍子方**

〔材料〕五倍子、赤小豆各50克，醋500毫升。

〔做法〕将赤小豆、五倍子洗净、晾干、研末，放入容器中，用醋调之，7日后备用。

〔大夫叮嘱〕外涂于患处。本方有活血化瘀的功效，对外伤性瘀血有很好的散瘀止痛作用。

寄生虫

妙方一 **醋椒饮**

〔材料〕花椒（川椒）6~9克，米醋100毫升。

〔做法〕将花椒放入容器中，用米醋浸泡1~2日备用。

〔大夫叮嘱〕腹痛时服用浸泡好的花椒醋1汤匙，30分钟后，若痛不缓解，可再服。本方适用于胆道蛔虫病、蛲虫病。胆道蛔虫病是一种常见的寄生虫病，多发于儿童，发作时疼痛难忍。本方是杀死蛔虫的良药，但药力峻猛，痛时服用效果最佳。

妙方二 **苦楝根皮浆**

〔材料〕鲜苦楝根皮、葱白各100克，米醋100毫升（小儿减半）。

〔做法〕将苦楝根皮与葱白洗净，放入锅中，加水适量，用大火煮沸，小火熬成汁后，将米醋对入即可。

〔大夫叮嘱〕腹痛时服用。每次10~15毫升，每日2次。胆道蛔虫病可用此方。

妙方三 马齿苋饮

〔材料〕马齿苋 2 000 克，醋 1 000 毫升。

〔做法〕马齿苋洗净放入锅中，加水适量，用大火煮沸，小火煮约 20 分钟后将醋对入即可。

〔大夫叮嘱〕每次 20~35 毫升，每日 2 次。马齿苋入大肠、肝经，具有清热、解毒、驱虫的功效。适用于钩虫病。

虫 伤

妙方一 醋蒜汁

〔材料〕大蒜 1 头，米醋 10~15 毫升。

〔做法〕将大蒜剥皮、洗净、拍碎、捣汁，放入容器中，用米醋调之即可。

〔大夫叮嘱〕外敷于患处。本方对蜘蛛或蜈蚣咬伤后的疼痛、肿胀症状可起到缓解作用。蜘蛛和蜈蚣的毒液呈酸性，咬伤后，立即用碱性溶液（如肥皂水、5 %~10% 小苏打溶液）反复多次冲洗伤口，以中和酸性的毒液。冲洗好伤口后，将药外敷于伤口处。中毒症状严重的应尽快送医院治疗。

妙方二 六神膏

〔材料〕六神丸 10 粒，醋适量。

〔做法〕将六神丸研成细末，放入容器中，用醋调成糊状即可。

〔大夫叮嘱〕将调好的糊外敷于患处，每 2 小时换药 1 次。本方具有清热解毒、消肿止痛的功效。适用于蚊虫或蜈蚣叮咬。

还可用于带状疱疹、腮腺炎等病。

带下病

妙方一 韭菜子饮

〔材料〕韭菜子 250 克，醋 3~5 毫升。

〔做法〕将韭菜子洗净放入锅中，加水适量，用大火煮沸，小火煮 15 分钟左右后取汁，对入醋调匀即可。

〔大夫叮嘱〕每次 10~15 毫升，每日早晚各服 1 次。本方对白带过多且清稀者有效。韭菜子味辛，其性走窜，夏季不宜食用。阴虚内热、身有疮疡、患眼疾者忌食。

妙方二 甲鱼山药汤

〔材料〕甲鱼（鳖）1 只（250~500 克），山药 50 克，米醋适量。

〔做法〕将甲鱼去除内脏、洗净，放入锅中，加水适量，用大火煮沸，小火炖煮。山药去皮洗净、切段，入甲鱼汤中同煮。待山药熟后，加入米醋即可食用。

〔大夫叮嘱〕本方能补肾益气。适用于肾气不足所致带下病。常服可健脾利湿、除胀满。

产后病

妙方一 干姜艾叶饮

〔材料〕干姜、艾叶各 9 克，米醋 100 毫升，红糖适量。

〔做法〕将干姜洗净，切片，同艾叶放入锅中，加水适量，用大火煮沸，小火煮 15 分钟左右，然后加入米醋、红糖，再煎煮片刻即可。

〔大夫叮嘱〕每日早晚各温服 1 次。本方具有温经止血、散寒止痛的功效，适用于产后胞衣不下、出血不止等，症见形寒肢冷、苔薄白、脉浮紧等。

妙方二 黄芪酒

〔材料〕黄芪 90 克，酒、醋各 50 毫升。

〔做法〕将洗净晾干的黄芪浸泡于酒、醋的混合液内，7~10 日后即可饮用。

〔大夫叮嘱〕每次 10 毫升，每日 1 次。本方具有明显的补益气血的功效，适用于产后气虚，对产后体力的恢复有十分好的效果。

妙方三 姜醋蛋

〔材料〕高良姜 10 克，鸡蛋 1 枚，米醋 15 毫升。

〔做法〕高良姜洗净放入锅中，加水适量，用大火煮沸后，改用小火煮约 20 分钟取汁，用其汁煮鸡蛋，待鸡蛋快熟时加入米醋，再次煮沸即可。

〔大夫叮嘱〕每日吃 1 枚姜醋蛋。本方适用于产后血压低。高良姜具有温胃的功效，可以提高人体的抵抗力，其煎汁入于鸡蛋内，用醋作引，对产妇来说，既可疗病又可强体补虚。

虚　证

妙方 醋鹌鹑蛋

〔材料〕鹌鹑蛋、米醋各适量。

〔**做法**〕将鹌鹑蛋洗净，放入容器中，加米醋浸泡约 2 周时间即可。食用时将鹌鹑蛋取出，再加醋煮熟即可。

〔**大夫叮嘱**〕每日 2 枚。本方具有补虚、健脾、养神的功效，虚弱病者及老人常服可滋补身体。

呕　吐

妙方 生姜饼

〔**材料**〕生姜 10 克，面粉 30 克，陈醋 30 克，白酒 20 克，纱布、胶布各适量。

〔**做法**〕生姜洗净、切片、焙干、研末，放入容器中，用陈醋与白酒调之，然后加入面粉，调成糊状备用。

〔**大夫叮嘱**〕将调好的糊敷于肚脐上，用纱布盖上，胶布贴好。本方具有温胃散寒、止呕的功效，尤其适用于小儿腹部受凉而呕吐。

遗　尿

妙方 益智仁汁

〔**材料**〕益智仁 9 克，醋适量。

〔**做法**〕益智仁放入锅中，加水适量，用大火煮沸，小火煎煮约 30 分钟后取汁，以醋对入即可。

〔**大夫叮嘱**〕每晚睡前服用 1 汤匙，本方对小儿肾虚遗尿有一定的改善作用。遗尿症不仅影响儿童身体健康，也对其心理发展产生不利影响，一定要早预防、早治疗。

脑积水

妙方 附子吴茱萸膏

〔材料〕吴茱萸、附子各等份，醋少许，纱布、绷带适量。

〔做法〕将吴茱萸、附子分别洗净、晾干、研末，放入容器中，加醋调成糊状备用。

〔大夫叮嘱〕将调好的糊敷于脑积水处，用纱布盖好，再用绷带固定。脑积水病位在脑髓，涉及经络、脏腑，属本虚标实之证，脾肾亏损为本，痰瘀阻络、水湿内停为标。故临床上应根据标本缓急，进行辨证施治。其治疗原则是急则治其标，祛湿利水；缓则治其本，温补脾肾。该法只是治疗脑积水的权宜之法和辅助手段。

鹅口疮

妙方一 三汁醋

〔材料〕莱菔子、白芥子、地肤子各10克，醋适量。

〔做法〕将莱菔子、白芥子、地肤子研末放入锅中，加水200毫升，用大火煮沸后改小火煮约20分钟取汁，用醋调之备用。

〔大夫叮嘱〕每次口服5毫升，每日2次。口服后，其渣可外用于口腔溃疡处。鹅口疮要以预防为主。家长应注意孩子的口腔清洁，如果鹅口疮不能及时痊愈，要带孩子到医院去治疗，不能自行滥用抗生素。

妙方二 **吴茱萸膏**

[材料]吴茱萸5克,米醋适量。

[做法]将吴茱萸研细末放入容器中,用米醋调成糊状即可。

[大夫叮嘱]将调好的糊外涂于患处。鹅口疮是一种常见的儿童口腔疾病,对这种疾病的处理主要依靠护理和平时良好的卫生习惯。

流　涎

妙方 **蒲黄南星饮**

[材料]制天南星30克,蒲黄12克,醋适量。

[做法]将制天南星、蒲黄洗净放入锅中,加水500毫升,用大火煮沸,小火煎煮约30分钟后取汁,对入醋即可。

[大夫叮嘱]每次10~15毫升,每日2次。流涎是由诸多病理因素引起的唾液分泌增多或唾液吞咽障碍,致使唾液从口腔中大量流出的现象。中医认为,本病多由脾胃虚寒或脾胃湿热引起,可在医生指导下结合中医推拿治疗。

眼　疾

妙方一 **生姜紫苏饮**

[材料]生姜、紫苏叶各50克,米醋适量。

[做法]将生姜洗净,切片,同紫苏叶一起放入锅中,加水适量,用大火煮沸,小火煎煮30分钟左右取汁,对入米醋即可。

[大夫叮嘱]每次20毫升,每日早晚各服1次。本方可保护

视网膜细胞，改善眼睛疲劳和视力下降，对用眼过度引起的视物昏花、头晕、恶心等症状有一定的缓解作用。

妙方二　蜜制五倍子膏

〔材料〕五倍子30克，蜂蜜、醋各适量。

〔做法〕将五倍子洗净、晒干、研细末，放入容器中，用蜂蜜和醋调之即可。

〔大夫叮嘱〕将调好的膏直接涂抹于距睑缘2毫米处。本方适用于倒睫。建议倒睫患者最好去医院检查一下，对症治疗。

咽喉病

妙方一　咽痛音哑方

〔材料〕醋70毫升，制半夏6克，鸡蛋2枚。

〔做法〕将制半夏洗净，放入锅中，加水400毫升，大火煮沸后改小火煎煮20分钟，去渣取汁，将醋对入，待药汤稍冷时加入鲜鸡蛋清，搅匀即可。

〔大夫叮嘱〕本方服时不拘时间，缓缓咽下。适用于慢性咽喉痛、声音沙哑、头痛、口腔溃疡以及鼻腔干燥等上焦有虚热者。

妙方二　半夏醋蛋汁

〔材料〕生半夏10克，鸡蛋1枚，米醋适量。

〔做法〕将生半夏洗净，破如枣核大，放入锅中，加水适量，用大火煮沸，小火煎煮约30分钟后取汁，加入米醋，再打入蛋清即可。

〔大夫叮嘱〕本方主治风热外感引起的急性咽炎，亦可用于急性食管炎，症见饮食难咽、痛如火灼刀割等。对寒证则无效。

妙方三　威灵仙橄榄汁

〔材料〕咸橄榄2个，威灵仙15克，食醋150毫升。

〔做法〕咸橄榄与威灵仙洗净放入锅中，加水适量，用大火煮沸，小火煎煮约30分钟后，去渣取汁，对入食醋即可。

〔大夫叮嘱〕可少量多次，缓慢服下。本方主要治疗鱼刺卡喉。如果鱼刺刺入过深，应立即前往医院治疗。

妙方四　威灵仙醋汁

〔材料〕威灵仙30克，醋250毫升。

〔做法〕威灵仙洗净放入锅中，加水适量，用大火煮沸，小火煎煮约30分钟后取汁，对入食醋即可。

〔大夫叮嘱〕慢慢吞服。本方有消骨鲠的作用，对较小的鱼刺有一定的软化功效。如果鱼刺过大或卡入位置过深，应及时去医院取出。

牙　痛

妙方一　陈醋茶

〔材料〕茶叶3克，陈醋50毫升。

〔做法〕将茶叶放入杯中，倒入陈醋浸泡约30分钟。

〔大夫叮嘱〕用其汁擦牙痛处。可连续擦用，直至疼痛消失。本方主要用于缓解牙痛，可以经常擦之，能起到预防口腔病的作用。

妙方二 花椒醋

〔材料〕花椒 6 克，陈醋 200 毫升。

〔做法〕将花椒倒入容器中，加入陈醋泡 3 日即可。

〔大夫叮嘱〕用其汁擦牙痛处。本方中花椒杀菌力较强，对细菌性牙痛有一定的疗效。

妙方三 旱莲玉竹醋

〔材料〕玉竹 15 克，墨旱莲 9 克，醋适量。

〔做法〕玉竹、墨旱莲洗净，放入容器中，加水适量，大火煮沸后，小火煎煮 20 分钟左右，去渣取汁，加醋服之即可。

〔大夫叮嘱〕每日 1 次，连服至愈。本方主要用于牙痛、牙龈出血、口渴及咽干等。

晕　厥

妙方 葱白醋汁

〔材料〕葱白 6 根，米醋适量。

〔做法〕葱白切段，放入容器中，倒入米醋浸泡 10 分钟，醋味入葱，即可食用。

〔大夫叮嘱〕本方多用于晕厥时的急救。有条件者，应及时就医。

癣

妙方一 木鳖子醋汁

〔材料〕木鳖子、醋各适量。

〔**做法**〕将木鳖子去外壳，然后碾成细末，用醋浸泡 7 日即可，其间每日摇动 1 次。

〔**大夫叮嘱**〕每日临睡前用棉花或毛笔蘸取药汁，涂擦患处。本方适用于各种头癣。擦药前患处应当清洁干净。

妙方二 首乌黄精醋

〔**材料**〕生黄精、生何首乌各 50 克，陈醋 300 毫升。

〔**做法**〕生黄精、生何首乌洗净、切片，放入容器中，倒入陈醋，浸泡 7 日即可。

〔**大夫叮嘱**〕用药醋涂擦患处。本方药性比较缓和，适用于无明显渗出的足癣。可以经常擦用。

妙方三 醋泡蜂房

〔**材料**〕蜂房 60 克，醋 500 毫升。

〔**做法**〕将蜂房放入容器内，倒入醋浸泡 7 日即可。

〔**大夫叮嘱**〕将泡好的药醋擦于患处。本方适用于足癣。血虚者、肾功能不全者及孕妇忌用。

妙方四 醋蒜汁

〔**材料**〕大蒜、白醋各适量。

〔**做法**〕大蒜去皮，捣碎后放入容器内，用白醋泡 7 日即可。

〔**大夫叮嘱**〕将泡好的药醋擦于患处。本方杀菌力很强，适用于甲癣。可以经常擦用，对真菌引起的各种癣症都有一定的治疗作用。

妙方五 苦参醋

〔材料〕苦参 200 克，陈醋 500 毫升。

〔做法〕将苦参洗净，放入容器内，倒入陈醋浸泡 7 日即可。

〔大夫叮嘱〕将泡好的药醋擦于患处。本方适用于牛皮癣，可以经常擦用。

妙方六 茶叶芦荟醋

〔材料〕泡过的茶叶、芦荟、甘草末、醋各适量。

〔做法〕将泡过的茶叶洗净，与切成片状的芦荟和甘草末用纱布包好，放入容器内，倒入醋浸泡 7 日即可。

〔大夫叮嘱〕将泡好的药醋擦于患处。本方适用于牛皮癣，可以经常擦用。

妙方七 鸦胆子酒

〔材料〕鸦胆子 20 克，生百部 30 克，白酒、醋各 25 毫升。

〔做法〕将鸦胆子、生百部洗净，共同打成碎末，用纱布包好，放入容器中，倒入白酒与醋浸泡 7 日即可。

〔大夫叮嘱〕将泡好的药酒擦于患处。本方适用于鹅掌风（手癣），方中用量为单只手用量，如双手皆患，则用量可加倍。日常应注意个人卫生以及居所环境的干燥通风。

寻常疣

妙方一 天南星醋

〔材料〕天南星 20 克，醋 20 毫升。

〔做法〕天南星研末，用纱布包住，放入容器中，倒入醋浸泡7日即可。

〔大夫叮嘱〕将泡好的天南星醋涂于寻常疣疣体表面，可以经常擦用。

妙方二　绿壳醋鸭蛋

〔材料〕绿壳鸭蛋2枚，米醋适量。

〔做法〕将1枚绿壳鸭蛋打入容器中，搅拌后用米醋调之。另外1枚绿壳鸭蛋与米醋一起放入锅中，用大火煮沸后，改用小火炖，炖至醋将干时关火，晾凉后剥皮即可。

〔大夫叮嘱〕调好的鸭蛋外用，涂于寻常疣疣体表面。炖煮的醋鸭蛋内服，每日1次。本方主治寻常疣，可以经常使用，直至寻常疣脱落或消失。

妙方三　陈醋姜汁

〔材料〕生姜50克，陈醋适量。

〔做法〕生姜洗净、榨汁，放入容器中，倒入陈醋调之即可。

〔大夫叮嘱〕涂于寻常疣疣体表面，可以经常擦用。

乳头皲裂

妙方　醋荷花

〔材料〕荷花瓣、醋各适量。

〔做法〕将荷花瓣捣碎放入容器中，用醋调之即可。

〔大夫叮嘱〕将乳头清洗干净、擦干，然后将调好的醋荷花敷于患处，用纱布包好，每日换药3~5次。本方适用于妇女乳头皲裂。建议妇女每次喂奶时间以不超过 20 分钟为好。

臭汗症

妙方一 明矾醋

〔材料〕明矾 10 克，醋 250 毫升。

〔做法〕明矾研碎，放入容器中，用醋调成糊状即可。

〔大夫叮嘱〕用明矾醋擦腋下，每周使用 1~2 次。本方适用于臭汗症，尤其是腋臭。需注意本方只可起到一定的缓解作用，并不能根治。

妙方二 明矾紫草葛根水

〔材料〕明矾、葛根、紫草各 10 克，醋 200 毫升。

〔做法〕将明矾、葛根、紫草放入锅中，加水适量，用大火煮沸，水沸后对入醋即可。

〔大夫叮嘱〕本方用于泡脚。对足汗多且臭者有一定的疗效。

瘢　痕

妙方 醋蜜蜈蚣五倍子膏

〔材料〕五倍子粉 150 克，蜈蚣 6 条，蜂蜜 30 克，冰片 10 克，老陈醋 40 毫升。

〔做法〕将蜈蚣焙干，研成粉放入容器中，与五倍子粉、老陈醋、蜂蜜、冰片同调，贮瓶备用。

〔大夫叮嘱〕根据瘢痕大小，将适量药膏摊于黑布上，外敷于瘢痕处，3~5 天换 1 次，直至瘢痕软化变平，功能恢复正常为止。

本方适用于各种病理性瘢痕。患者日常要保护好瘢痕，避免二次损伤，多注意休息。

荨麻疹

妙方一　麦麸洗剂

〔材料〕麦麸250克，醋500毫升。

〔做法〕将麦麸放入锅中，加水适量，用大火煮沸，小火煎煮约20分钟后对入醋即可。

〔大夫叮嘱〕用麦麸洗剂擦身或熏洗。本方适用于风寒型荨麻疹，使用本方要注意避风寒，以免加重病情。

妙方二　木瓜米醋饮

〔材料〕木瓜60克，生姜9克，米醋100毫升。

〔做法〕将木瓜与生姜洗净、切片，放入锅中，加水适量，用大火煮沸，小火煎煮约15分钟，然后对入米醋即可。

〔大夫叮嘱〕每日内服2次。本方适用于风寒型荨麻疹，患者应注意避风寒。

色素斑

妙方　白术醋

〔材料〕白术、米醋各适量。

〔做法〕将白术洗净、晾干、切片，放入容器中，倒入米醋浸泡7日即可。

〔大夫叮嘱〕每日服用10毫升。本方对面部色素斑有一定的淡化作用。白术可健脾，长期服用有保健、美容的作用。

须发早白

妙方 醋黑豆

〔**材料**〕黑豆、醋各适量。

〔**做法**〕将黑豆放入容器中，倒入醋浸泡7日即可食用。

〔**大夫叮嘱**〕每日早餐前服黑豆15粒。本方适用于须发早白，有助于乌发。但因豆类吃多后容易出现腹胀现象，因此食用时要根据个人情况调整用量。

酒

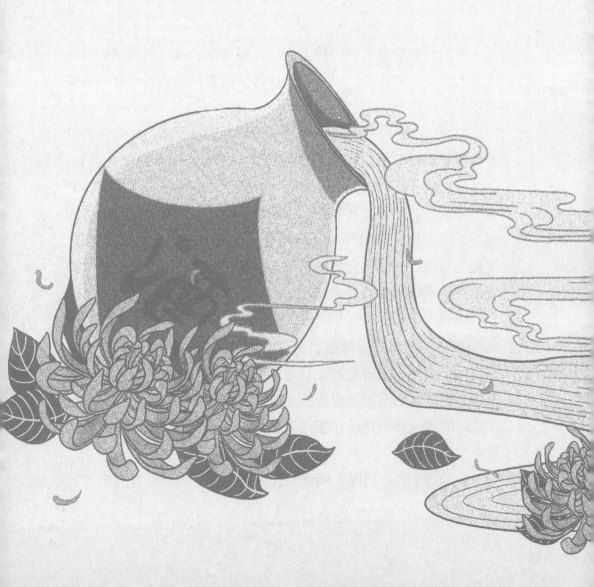

营养成分

　　酒的营养成分因酒的种类而异，但总体来说，酒确实含有一些对人体有益的成分。以下是一些常见的酒及其营养成分的简要概述。

　　白酒：白酒作为中国传统的一种酒类饮品，其营养成分虽然不像食物那样丰富，但适量饮用白酒确实对人体有一定的益处，如促进血液循环、增进食欲、消除疲劳等。白酒除了含有乙醇（酒精）和水外，还含有其他醇类、酯类、酸类、醛酮类化合物、缩醛类、芳香族化合物等成分。此外，白酒中还含有含氮化合物、含硫化合物、呋喃化合物等成分。这些化合物虽然含量较低，但对白酒的风味和品质有重要作用。

　　啤酒：啤酒中的营养成分主要有酒精、糖类、糊精、蛋白质、无机盐，以及烟酸、叶酸、肌醇、磷酸腺苷、辅酶等，这些成分可促进消化、增进食欲。目前已检测出啤酒中有 17 种氨基酸，其中包括人体自身不能合成的 8 种氨基酸。啤酒还能产生高热量，一瓶啤酒经人体消化后，能产生相当于 5~6 枚鸡蛋或 500 克瘦肉所产生的热量。

　　葡萄酒：葡萄酒由天然葡萄汁发酵后生产而成，含有丰富的营养物质。目前，经科学鉴定出来的物质有 1 000 多种，其中大部分都是对人体有益的营养成分。包括丰富的氨基酸、矿物质和维生素等，此外，还有多种多酚类物质，如白藜芦醇、单宁、花青素等，具有很强的抗氧化作用，有助于清除体内的自由基，延缓衰老。葡萄酒与其他酒类不同，有三高三低之特征：高氨基酸、高维生素、高矿物质，低酒度、低糖分、低热量。所以葡萄酒是一种比较健康的日常饮品。

黄酒：黄酒被人们称为"液体蛋糕"，可见其营养之丰富。黄酒中已检出的无机盐达 18 种，包括钙、镁、钾、磷、铁、锌等，维生素 B、维生素 E 的含量也很丰富，其蛋白质含量为酒中之最，每升绍兴加饭酒的蛋白质含量达 16 克，是啤酒的 4 倍。黄酒含丰富的功能性低聚糖，功能性低聚糖几乎不被人体吸收，不产生热量，但可促进肠道内有益微生物双歧杆菌的生长，可改善肠道功能、增强免疫力、促进人体健康。黄酒中还含有多酚、类黑精、谷胱甘肽等生理活性成分，具有清除自由基、预防心血管病、抗癌、抗衰老等生理功能。

至于药酒中的各种补酒，由于分别含有人参、鹿茸、枸杞子、当归、蛤蚧等补药，对人体的补益作用就更大了。

健康功效

在适量饮酒的前提下，酒对人体是有多方面的好处的，以下是酒对人体的一些健康功效。

● 促进新陈代谢。适量饮酒时，酒精可以促进血液循环，从而在一定程度上促进新陈代谢。此外，酒中含有大量的酵母和膳食纤维，这些成分可以帮助吸收和代谢脂肪。在寒冷的冬天，喝酒既可以促进身体的血液循环，又能帮助身体保持温暖。

● 利尿。酒精是一种高渗液体，进入人体后会产生高渗性利尿的作用，使尿量增多和排尿频次增加。此外，大量饮酒后，人们通常会大量饮水或饮料，从而增加了生理性补水量，使得血容量增多。由于水钠潴留，肾脏的滤过量也会增加，进一步促使尿液产生和排出。

● 缓解压力。适量饮酒时，酒精能够刺激大脑释放多巴胺等神经递质，这些物质能够带来愉悦感和放松感，从而有助于缓解压力和焦虑情绪，使身心得到放松。

● 帮助消化。酒在一定程度上能够促进消化，这主要是因为酒中含有酒精，经人体吸收后会刺激交感神经，使心跳加速，血液循环加快，使胃的血供增强，从而提高胃的消化功能。此外，酒精能直接刺激胃黏膜，使胃酸分泌增多，从而加快食物的消化。

● 舒筋活血。适量饮酒能够促进血液循环，从而有利于筋脉的疏通。白酒尤其具有舒筋通络、活血化瘀的功效，这一功效使白酒在我国民间得到广泛应用。

● 去腥增香。在烹饪时加入一点酒，可使菜肴去腥增香。因为酒精能溶解肉中的化合物，去除肉的腥味。同时加入点醋的话，醋里的乙酸还可和酒精发生反应，生成有香味的酯类物质，进而让菜肴更香美。

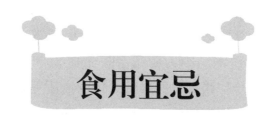

食用宜忌

尽管饮酒对人体有一定的好处，但同时也应该认识到酒精的潜在危害，倡导健康的饮酒方式，避免酒精给我们带来伤害。饮酒的注意事项主要包括以下几方面。

● 控制饮酒量。酒中含有酒精，过量饮酒会损害身体的多个器官和系统，如肝脏、胃、心脏、大脑等。长期大量饮酒还可能导致慢性疾病，如肝硬化、胃炎、心脏病等，严重影响身体健康。同时，酒精还可能引起情绪波动、易怒、暴力行为等，对人际关系、家庭和谐及社会稳定造成负面影响。

● 避免空腹饮酒。空腹饮酒会加速酒精的吸收，并刺激胃黏膜，可能引发胃炎、胃溃疡等疾病。建议在饮酒前先食用一些食物，如小米粥、面条、杂粮馒头等，以减缓酒精的吸收速度，减少醉酒的风险。

● 注意人群禁忌。患有肝脏疾病、胃病、心脏病、糖尿病等疾病的人群及孕妇不宜饮酒，因为酒精可能加重这些疾病的病情，或对胎儿的正常发育产生影响。

● 注意药物禁忌。头孢类的药物与酒精可能产生双硫仑样反应，轻者会出现皮肤瘙痒、红疹、斑丘疹等情况，严重者还会出现胸闷气短、心律失常，甚至是呼吸困难、过敏性休克等。因此，在饮酒前后一周应避免服用这类药物。在服用其他药物期间，也应咨询医生关于饮酒的安全性。

● 酒后不要洗澡。因为酒精会扩张血管，洗澡时的水温也会促使血管进一步扩张，从而导致人体的血压下降。特别是在浴室这样封闭、湿热的环境中，身体可能出现缺氧的表现，甚至晕厥。所以饮酒后，特别是醉酒后最好不要立刻洗澡，要等酒醒后再洗澡。

● 酒后不能驾车。酒后驾车极大地增加了交通事故的风险，在我国也是被法律严格禁止的。

● 酒后注意补充水分。酒精会加速身体脱水，因此酒后要及时补充水分，避免脱水导致的头痛、口渴等不适症状，可以选择喝温水、淡盐水或运动饮料等。还可以吃一些清淡易消化的食物，如水果、蔬菜、粥等，以缓解胃部不适，促进酒精代谢。

调养食疗方

支气管炎

妙方 蜜酒杏仁汁

〔材料〕杏仁（去皮）50克，黄酒500毫升，白蜜适量。

〔做法〕先将杏仁用微火略炒，再加入50毫升黄酒继续炒干，将杏仁取出研成细末，倒入锅中，加入剩余450毫升黄酒，用大火煮沸，小火慢炖，最后加入白蜜，煎熬成浓汁，密封即可。

〔大夫叮嘱〕每次1汤匙，每日早晚各服1次。本方适用于慢性支气管炎。杏仁甘苦温，能下气除风，止咳喘，白蜜补虚而能解杏仁之小毒，佐黄酒以通行血脉，有除风补虚之功效。

咳　嗽

妙方一 天冬酒

〔材料〕天冬50克，糯米500克，酒曲适量。

〔做法〕将天冬洗净，放入锅中，加水适量，用大火煮沸，小火煎煮约 20 分钟后取汁。糯米洗净，按常法做成米饭，饭熟后拌入酒曲，加入天冬汁，封存发酵 7 日即可。

〔大夫叮嘱〕每次 10 毫升，每日 1 次。本方有滋阴补肺、清热生津、润肠通便的功效。适用于肺热咳嗽、吐血、咽喉肿痛、消渴、便秘等。脾胃虚弱、食少便溏者忌服。

妙方二 山药酒

〔材料〕鲜山药 350 克，黄酒 2 000 毫升，蜂蜜适量。

〔做法〕先将鲜山药洗净、去皮、切片备用。将 600 毫升黄酒倒入砂锅中，用大火煮沸，放入山药，再沸后将剩余的黄酒分多次慢慢地添入，山药熟后取出，在酒汁中加入蜂蜜，煮沸即可。

〔大夫叮嘱〕每次 10 毫升，每日 1 次。本方有健脾祛湿、益气补中的功效。适用于痰湿咳嗽、脾虚咳嗽。

妙方三 紫苏子酒

〔材料〕紫苏子 60 克，黄酒 250 毫升。

〔做法〕将紫苏子微炒，装入布袋，放入容器中，加黄酒浸泡 7 日，弃药袋即可。

〔大夫叮嘱〕每次 10 毫升，每日 2 次。本方具有止咳平喘、降气消痰的功效。适用于痰涎壅盛、肺气上逆而致的急慢性支气管炎咳嗽、胸闷短气等症。

失 眠

妙方一 菊花酒

〔材料〕菊花、生地黄、枸杞子各 50 克，糯米 500 克，酒曲适量。

〔做法〕糯米洗净放入锅中，加水适量，按常法蒸熟备用。将菊花、生地黄、枸杞子洗净，放入锅中，加水 1 000 毫升，用大火煮沸后，改小火煎煮至约剩 500 毫升时，拌入蒸好的糯米饭中，加入酒曲，入坛密封 15 日后即可用之。

〔大夫叮嘱〕每次 10~15 毫升，每日 2 次。本方适用于头晕目眩、失眠多梦者。菊花芳香清新，可清脑明目。生地黄有清热凉血生津之效。枸杞子味甘平，常服可"坚筋，耐老，除风，补益筋骨，能益人，去虚劳"（《食疗本草》）。此酒常饮令人心旷神怡。

妙方二　黄精首乌酒

〔材料〕黄精 50 克，何首乌、枸杞子、酸枣仁各 25 克，白酒 500 毫升。

〔做法〕将以上前 4 味药物捣碎，置容器中，加入白酒，密封浸泡 60 日，过滤去渣即可。

〔大夫叮嘱〕每晚睡前服用 10 毫升。本方具有补肝肾、健脾胃、养阴血、理虚损的功效，适用于失眠、食欲减退、腰膝酸痛、体衰乏力等症。

妙方三　五味子酒

〔材料〕五味子 60 克，白酒 500 毫升。

〔做法〕将五味子洗净，装入玻璃瓶中，加入白酒浸泡 15 日，其间每日振摇 1 次。

〔大夫叮嘱〕每次 10 毫升，每日 1 次。本方具有敛肺滋肾、生津敛汗、涩精止泻、宁心安神的功效，适用于失眠、神经衰弱、头晕、心悸等。

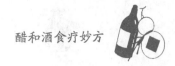

妙方四　手掌参酒

〔材料〕手掌参（藏三七）、党参各 15 克，黄精 30 克，白酒 500 毫升。

〔做法〕将以上前 3 味药物切细，放入干净容器中，加入白酒密封，浸泡 30 日后即可。

〔大夫叮嘱〕每次 10 毫升，每日 1 次。本方具有补虚益气、安智定神的功效，适用于失眠、神经衰弱及阳痿等。该药酒补气作用较强，实证无虚者忌服。

妙方五　人参果酒

〔材料〕人参果 30 克，白酒 500 毫升。

〔做法〕人参果入白酒中浸泡 10~15 日后即可。

〔大夫叮嘱〕每次 10 毫升，每日 1 次。本方具有强心补肾、生津止渴的功效，适用于神经衰弱所致的失眠、头昏及肾虚所致的须发早白、不思饮食等。

妙方六　安神酒

〔材料〕山药、山茱萸、灵芝、五味子各 15 克，米酒 1 000 毫升。

〔做法〕将以上前 4 味药物同贮于干净容器中，加入米酒浸泡，7 日后即可。

〔大夫叮嘱〕每次 20 毫升，每日 1 次。本方具有补五脏、安神志的功效，适用于神经衰弱所致的失眠、健忘、心悸等。

妙方七　丹参酒

〔材料〕丹参 300 克，米酒 1 500 毫升。

〔做法〕将丹参切碎后置500毫升米酒内浸泡7日,去渣取汁,再加米酒1000毫升,混匀即可。

〔大夫叮嘱〕每次10毫升,每日1次。本方具有养血安神的功效,适用于神经衰弱所致的失眠、心悸、健忘等。因丹参具有扩张冠状动脉的作用,本方对防治冠心病等老年性疾病也是大有益处的。

冠心病

妙方一 苏合香酒

〔材料〕苏合香丸50克,米酒1000毫升。

〔做法〕将苏合香丸放入米酒中,用文火稍煮,使药丸完全化开即可。

〔大夫叮嘱〕每次10毫升,每日2次,连服数日。苏合香丸芳香开窍、行气止痛,可以除痰积、宽胸理气。现代药理研究证实,其能扩张冠状动脉,增加冠状动脉血流量。米酒可补养气血,增加疗效。热病与脱证者不宜用之。

妙方二 丹参强心酒

〔材料〕灵芝30克,丹参、三七各5克,白酒1000毫升。

〔做法〕将以上前3味药物清洗干净,切成片状,置于容器中,密封浸泡15日后即可。浸泡过程中,最好每日振摇容器1次。

〔大夫叮嘱〕每次10毫升,每日1次。本方有益气活血的功效,适用于冠心病胸闷、憋气和心悸、气短等症。

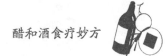

妙方三 **瓜蒌薤白白酒汤**

〔材料〕瓜蒌（捣碎）24 克，薤白 12 克，白酒适量。

〔做法〕将上物同放入锅中，用大火煮沸，小火煮 20 分钟即可。

〔大夫叮嘱〕分数次温服。本方具有通阳散结、行气祛痰的功效。适用于辨证属胸阳不振、痰气互结证者。症见胸部闷痛，甚至胸痛彻背，咳唾喘息，短气，舌苔白腻，脉沉弦或紧等。目前常用本方加活血化瘀药治疗冠心病之心绞痛。也用于胸膜炎、慢性支气管炎、肋间神经痛等属于上述证候者。

妙方四 **首乌酒**

〔材料〕何首乌、首乌藤各 100 克，白酒 1 000 毫升。

〔做法〕何首乌、首乌藤切小块，放入容器中，倒入白酒，密封浸泡 15 日即可。

〔大夫叮嘱〕每次 10 毫升，每日 1 次。本方具有补肝肾、滋阴血、乌须发、抗衰老的功效，适用于冠心病、动脉硬化等心血管疾病，以及老年体虚所致的头晕、心悸、腰膝酸软等症。

腰膝酸软

妙方一 **羊蜜膏**

〔材料〕羊油 50 毫升，熟羊髓、蜂蜜、生姜、生地黄（鲜）、白酒各适量。

〔做法〕将生姜洗净、切片，用榨汁机榨汁，取 50 毫升放入容器中备用。将鲜生地黄洗净，用榨汁机榨汁，取 100 毫升放入容器中备用。羊油放入锅中，加水 1 000 毫升，煮沸后加入熟羊髓、蜂蜜、生姜汁、生地黄汁，大火炖煮，熬成膏状即可。

〔大夫叮嘱〕每次 1 汤匙，每日 1 次，用温白酒调服。本方适用于腰膝酸软、乏力者。羊髓有补肾益精的作用，对治疗肾虚腰痛、虚劳骨蒸等病有明显的作用。

妙方二　牛髓膏

〔材料〕牛骨髓 500 克，生地黄汁 100 毫升，白蜜、白酒各适量。

〔做法〕将牛骨髓洗净入锅中，加水适量，用大火煮沸后，加入生地黄汁、白蜜，改小火炖煮成膏状。

〔大夫叮嘱〕每次 1 汤匙，每日 1 次，用白酒调之即可。牛骨髓有补肾精、壮筋骨的功效。本方适用于肾虚腰痛、腰膝酸软者。

妙方三　人参地黄酒

〔材料〕人参 15 克，熟地黄 60 克，蜂蜜 100 克，白酒 1 000 毫升。

〔做法〕将人参和熟地黄切片，置于容器中，倒入白酒，密封浸泡 14 日后开封，除去药渣，加入蜂蜜，搅匀，静置，过滤，贮瓶备用。

〔大夫叮嘱〕每次 15 毫升，每日 2 次。本方具有养肝益肾、气血双补的功效，适用于肾虚腰膝酸软、耳鸣、耳痛、遗精、盗汗等症。

关节疼痛

妙方一　松节酒

〔材料〕油松节、糯米、酒曲各适量。

〔做法〕糯米洗净放入锅中，加水适量，按常法蒸熟备用。

松节洗净放入锅中，加水适量，用大火煮沸，小火煎煮约30分钟后取汁,将其汁液加入糯米饭中,放入酒曲,密封浸泡7日即可。

〔大夫叮嘱〕每次10毫升，每日2次。本方有祛风寒、除痹痛的功效，尤其对骨节酸痛或风寒湿痹等效果更佳。

妙方二 木瓜活血酒

〔材料〕木瓜1个,乳香、没药各3克,生地黄汁、黄酒各适量。

〔做法〕将木瓜取盖去瓤，然后将乳香、没药放入木瓜内，用牙签固定好木瓜盖后，放蒸笼中蒸至烂熟，取出并研成膏状，加入生地黄汁、黄酒即可。

〔大夫叮嘱〕温服，每次15毫升，每日2次。本方具有舒筋活络、和胃化湿的功效。适用于风湿性关节炎所致的关节不利、疼痛、筋脉拘挛、四肢麻木等症。

胃 痛

妙方 米糖绿豆酒

〔材料〕白酒1坛，糯米饴糖1 000克，绿豆 (洗净沥干)1 000克，木香末10克。

〔做法〕木香末、糯米饴糖、绿豆同放白酒坛中浸泡，3个月左右即可。

〔大夫叮嘱〕每次10毫升，每日2次。本方的主要功效为行气止痛、健脾和胃。适用于脾胃气滞、脘腹胀痛、食欲减退、泄泻、呕吐等。

高脂血症

妙方一 山楂酒

〔材料〕山楂 300 克，红糖、大枣各 30 克，米酒 1 000 毫升。

〔做法〕将山楂、大枣、红糖浸入米酒中，每日振摇 1 次，15 日后即可取酒饮用。

〔大夫叮嘱〕每次 20 毫升，每日 1 次。本方具有消食健胃、化浊降脂的功效，适用于高脂血症，以及肉食积滞、脘痞腹胀等症。高脂血症患者日常应注意适当锻炼，清淡饮食。

妙方二 香菇柠檬酒

〔材料〕柠檬 1 枚，香菇 25 克，蜂蜜 80 克，白酒 500 毫升。

〔做法〕将柠檬、香菇切片，置于干净容器中，加入白酒，密封浸泡 7 日后去柠檬，继续浸泡 7 日，加入蜂蜜，混匀即可。

〔大夫叮嘱〕每次 10 毫升，每日 1 次。本方具有健脾益胃、化浊降脂的功效，适用于高脂血症及高血压。

淋 证

妙方一 炒芡实

〔材料〕芡实 50 克，黄酒适量。

〔做法〕将芡实炒黄，研为细末，以黄酒送服。

〔大夫叮嘱〕每次 10 克，每日 2 次。本方中芡实有益肾固精的功效，适用于淋证之小便淋沥不畅。炒好的芡实注意保存好，防潮防虫。

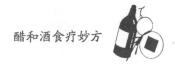

妙方二 螺蛳酒

〔材料〕螺蛳 250 克，白酒 300 毫升。

〔做法〕将螺蛳洗净，连壳炒热，加入白酒，用小火煮至 100 毫升。

〔大夫叮嘱〕挑螺蛳肉食用，以白酒送下，数次即效。本方具有清热解毒、祛风利湿的功效，适用于各种淋证及白浊。

妙方三 地骨皮酒

〔材料〕地骨皮、黄酒各适量。

〔做法〕将地骨皮洗净，放入锅中，加水适量，用大火煮沸，小火煎煮约 30 分钟取汁，用黄酒对之。

〔大夫叮嘱〕空腹时服用，每次 10 毫升，每日 1 次。本方具有清虚热、凉血的功效，适用于血淋，症见小便热涩刺痛，尿色深红或夹有血块，心烦，舌尖红、苔黄等。

妙方四 海金沙散

〔材料〕海金沙、川牛膝、大黄、当归各 10 克，雄黄、木香各 3 克，黄酒适量。

〔做法〕将除黄酒以外的药物共研为细末，备用。

〔大夫叮嘱〕每次 5 克，每日 2 次，临睡时以黄酒送服。本方具有通利膀胱、清热止淋的功效，适用于各种淋证，虚实均宜。但遗精、滑精、月经过多、气虚下陷者及孕妇忌服。

头 痛

妙方一 菊花酒

〔材料〕菊花、糯米、酒曲各适量。

〔做法〕将菊花洗净，放入锅中，加水适量，用大火煮沸，小火煎煮约15分钟取汁，加入糯米，按常法煮成饭，加入酒曲，封存发酵7日后即成。

〔大夫叮嘱〕每次10毫升，每日2次。本方具有散风清热、平肝明目的功效，适用于风热头痛、眩晕、目赤肿痛、眼目昏花等。

妙方二 蔓荆子酒

〔材料〕蔓荆子90克，黄酒500毫升。

〔做法〕将蔓荆子捣碎为末，布袋盛之，置容器中，用黄酒浸泡7日即可。

〔大夫叮嘱〕取酒饮服。每次10毫升，每日3次。本方具有疏散风热、清利头目的功效，适用于风热感冒头痛，齿龈肿痛，目赤多泪、目暗不明，头晕等。胃虚体衰者慎服。

妙方三 当归酒

〔材料〕当归30克，黄酒750毫升。

〔做法〕将当归、黄酒放入锅中，用大火煮沸，小火煎煮至约剩600毫升即可。

〔大夫叮嘱〕每次10毫升，每日2次。本方具有养血生血、化瘀止痛的功效，适用于血虚或瘀血头痛，症见头痛而晕、神疲乏力，或头痛经久不愈、痛处固定、痛如针刺等。

妙方四 黑豆酒

〔材料〕黑豆150克，黄酒500毫升。

〔做法〕先将黄酒盛于瓷瓶内，再将黑豆去除杂质，在锅中炒熟，趁热迅速放入黄酒之中，加盖密封，浸泡7日即可。

〔大夫叮嘱〕每次10毫升，每日2次。本方具有补肾、化瘀、祛风的功效，适用于头风（头痛经久不愈者）。

妙方五 芎芷酒

〔材料〕川芎、白芷各6克，米酒60毫升。

〔做法〕将以上前2味药物置容器中，加米酒隔水蒸1小时后，去渣即可。

〔大夫叮嘱〕每晚睡前服用20毫升。本方具有散风止痛的功效，适用于肝风偏头痛，或感冒头痛。

妙方六 川芎酒

〔材料〕细辛3克，沙参30克，蔓荆子10克，川芎30克，白酒500毫升。

〔做法〕将除白酒以外的药物放入锅中，加水1 000毫升，用大火煮沸，小火煎煮至700毫升，再加白酒调匀即可食用。

〔大夫叮嘱〕每次10毫升，每日2次。本方具有活血行气、祛风止痛的功效，适用于血瘀气滞的头痛。凡阴虚火旺、多汗及月经过多者，应慎用。

妙方七 苍耳子酒

〔材料〕苍耳子、白芷、谷精草各15克，川芎10克，米酒

200 毫升，白酒 500 毫升。

〔做法〕将上物一起放入锅中，用大火煮沸，小火煎煮至约剩 200 毫升时即可。

〔大夫叮嘱〕每次 10 毫升，每日 3 次。本方具有活血通络、祛风止痛的功效，适用于偏头痛、头晕目眩及鼻渊等症。血虚头痛者不宜服用。

妙方八　当归酒

〔材料〕当归 30 克，鱼鳔 10 克，酒、茼麻各适量。

〔做法〕将鱼鳔剪碎，与茼麻同炒至焦黄，去茼麻，将鱼鳔研细末备用。把当归、酒同放入锅中，用大火煮沸，小火煎煮至酒约剩一半即可。

〔大夫叮嘱〕用时取酒送服鱼鳔末。本方具有补肾益精、滋阴养血的功效，适用于产后血虚头痛、肾虚滑精等。

跌打损伤

妙方一　生地黄酒

〔材料〕生地黄汁、白酒各 500 毫升，桃仁 (去皮尖)30 克。

〔做法〕将桃仁研碎备用，生地黄汁与白酒同入锅中，煎煮至沸，再放桃仁碎入内，煎数沸，去渣，收贮备用。

〔大夫叮嘱〕温服，不拘时候。本方具有活血祛瘀、清热生津的功效，适用于跌打损伤、筋脉疼痛等。

妙方二　牡丹皮酒

〔材料〕牡丹皮 9 克，白酒 300 毫升。

〔**做法**〕将牡丹皮置于白酒中浸泡 7 日后即可取酒饮服。

〔**大夫叮嘱**〕每次 10 毫升，每日 2 次。本方具有清热凉血、活血化瘀、消肿止痛的功效，适用于跌打损伤或创伤瘀血疼痛等。

妙方三 苏木酒

〔**材料**〕苏木 9 克，白酒适量。

〔**做法**〕将苏木研细，与白酒一同倒入容器中，再加水适量，大火煮沸后，小火再煮 20 分钟左右，去渣即可服用。

〔**大夫叮嘱**〕每次 10 毫升，每日 2 次。本方具有活血祛瘀、散风止痛、消肿的功效，适用于跌打损伤、肿痛。

妙方四 鸡血藤酒

〔**材料**〕鸡血藤 250 克，白酒 1 000 毫升。

〔**做法**〕将鸡血藤放在白酒中密封浸泡 10 天后即可饮用。

〔**大夫叮嘱**〕每次 10 毫升，每日 2 次。本方具有补血活血、舒筋通络的功效，适用于跌打损伤、手足麻木、筋骨疼痛不舒。

腰 痛

妙方一 茴香酒

〔**材料**〕补骨脂 (炒香)、小茴香 (炒)、肉桂各等份，白酒适量。

〔**做法**〕将除白酒以外的药物共研为细末，放入白酒内密封浸泡 3 日即可。

〔**大夫叮嘱**〕每次 10 毫升，每日 2 次。本方具有活血通经、行气止痛的功效，适用于跌打损伤、瘀血凝滞、腰膝疼痛等。阴虚火旺、里有实热、血热妄行者禁服。

妙方二　车前草酒

〔材料〕车前草 7 棵，葱白 7 根，大枣 7 枚，白酒 500 毫升。

〔做法〕将以上前 3 味药物洗净、切碎、晾干，置容器中，加入白酒，密封，隔水煮至约剩一半酒时，去渣即可。

〔大夫叮嘱〕每次 10 毫升，每日 2 次。本方具有利水清热、通阳解毒的功效，适用于湿气腰痛。

妙方三　枸杞巴戟酒

〔材料〕枸杞子、巴戟天各 30 克，白酒 500 毫升。

〔做法〕将以上前 2 味药物共研为粗末，装入纱布袋中，再用白酒浸泡 7 日后取出药袋，去渣即可。

〔大夫叮嘱〕每次 10 毫升，每日 2 次。本方具有补益肝肾、养血明目的功效，适用于肾虚腰痛、头目眩晕等。

骨　折

妙方一　生蟹酒

〔材料〕生螃蟹数个，黄酒适量。

〔做法〕将生螃蟹洗净、捣烂，倒入煮沸的黄酒中搅匀。

〔大夫叮嘱〕连服搅匀后的酒液数杯。本方具有散瘀血、通经络、续筋骨的功效，适用于骨折筋断。

妙方二　三七䗪虫酒

〔材料〕三七 50 克，土鳖虫 50 克，陈皮 30 克，黄酒适量。

〔做法〕将以上前 3 味药物共研为细末，应用时以黄酒送服。

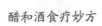

〔大夫叮嘱〕每次 5 克，每日 2 次。本方具有活血化瘀、续筋接骨的功效，适用于筋伤骨折、血瘀经闭及癥瘕痞块等。

妙方三　蟹壳瓜子散

〔材料〕蟹壳 1 个，黄瓜子 10 克，黄酒适量。

〔做法〕将蟹壳、黄瓜子焙干，共研末，用黄酒送服。

〔大夫叮嘱〕分 2 次服用。本方具有散瘀消肿、补钙壮骨的功效，适用于骨折筋断。

妙方四　饮蛇龟酒

〔材料〕饮蛇龟 1 枚，糯米 4 000 克，白酒 5 000 毫升。

〔做法〕将糯米洗净，放入锅中，加水适量，按常法蒸饭。饮蛇龟切碎，放入锅中，加水适量，用大火煮沸，小火炖熟，与糯米饭、白酒同入瓮中，密封浸泡 7 日即可。

〔大夫叮嘱〕每次 10 毫升，每日 2 次。本方具有舒筋通络、益气活血的功效，适用于骨折疼痛不可忍。应当注意，任何骨折均须避免不必要的搬动和检查，以防止折断的骨头移位。

妙方五　葱韭地龙酒

〔材料〕韭菜 60 克，葱白 30 克，地龙 20 克，白酒适量。

〔做法〕将以上前 3 味药物同放一起捣烂，以白酒调和即可。

〔大夫叮嘱〕外敷于患处，每日换药 1 次。本方对骨折恢复有一定的辅助作用。

痛 经

妙方一 黑豆凤仙酒

〔材料〕黑豆 50 克，白凤仙花 100 克，白酒 500 毫升。

〔做法〕将黑豆、白凤仙花洗净，放入容器中，加入白酒，密封浸泡 7 日即可。

〔大夫叮嘱〕每次 10 毫升，每日 1 次。本方具有补虚和血、滋补调经的功效，对痛经有一定的缓解作用。

妙方二 马鞭山楂酒

〔材料〕马鞭草 60 克，山楂 30 克，红糖、黄酒各适量。

〔做法〕将马鞭草、山楂洗净，放入锅中，加水适量，用大火煮沸，小火煎煮约 30 分钟取汁，对入红糖、黄酒即可。

〔大夫叮嘱〕每日早晚各温服 1 次。本方具有行气、活血、散瘀的功效，适用于瘀血所致的痛经、经闭等。

妙方三 当归延胡酒

〔材料〕当归、延胡索、炙没药、红花各 15 克，白酒 1 000 毫升。

〔做法〕将以上前 4 味药物捣碎，装入纱布袋中，放入干净的容器中，加入白酒浸泡 7 日后即可取酒饮用。

〔大夫叮嘱〕每次 10 毫升，每日 2 次。本方有活血化瘀的功效，适用于痛经，尤其对行经前腹中胀痛效佳。

妙方四 当归酒

〔材料〕当归 250 克，糯米 3 000 克，酒曲适量或白酒 1 000

毫升。

〔做法〕将当归洗净，放入锅中，加水适量，用大火煮沸，小火煎煮约 30 分钟取汁。糯米洗净，放入锅中，加水适量，按常法煮成糯米饭。把当归汁和糯米饭、酒曲拌匀后置于坛中封口，7 日后即可；或单以当归浸入 1 000 毫升的白酒中，浸泡 3~5 日即可。

〔大夫叮嘱〕每次 10 毫升，每日 2 次。本方具有活血行经、散结消肿的功效，适用于痛经、乳汁不畅等。

妙方五 红花酒

〔材料〕红花 30 克，白酒 1 000 毫升。

〔做法〕将红花放入锅中，加入白酒，用大火煮沸，小火煎煮至白酒减半即可。

〔大夫叮嘱〕首次服其中一半，若疼痛未止，再服另一半。此酒必要时服用。本方中红花为中医妇科要药，具有活血通经、祛瘀、消肿、止痛等功效。本方适用于痛经或产后腹中疼痛。

妙方六 山楂酒

〔材料〕干山楂片 500 克，白酒适量。

〔做法〕将干山楂片洗净，装入细口瓶内（约半瓶），再添加白酒至满瓶，密封瓶口，每日振摇 1 次，7 日后即可。

〔大夫叮嘱〕每次 10 毫升，每日 1 次。本方具有散瘀血、通行血脉的功效，适用于痛经、身痛等。

妙方七 月季花酒

〔材料〕月季花 12 朵，黄酒适量。

〔做法〕将月季花制炭存性，然后研末，黄酒送服即可。

〔大夫叮嘱〕分2次服用。本方有疏肝解郁、活血调经的功效。适用于肝郁不舒之痛经、月经不调、胸腹胀痛等。

妙方八　姜蛋酒

〔材料〕绿皮鸭蛋3枚，生姜片25克，黄酒250毫升，白糖30克。

〔做法〕将生姜片放入锅中，加黄酒煮沸，打入鸭蛋，搅匀，加入白糖即可。

〔大夫叮嘱〕分2次服用，鸭蛋亦可服之。本方具有温中散寒、调经止痛的功效，适用于虚寒性痛经、腰酸等。

妙方九　胡桃酒

〔材料〕胡桃壳500克，黄酒1 000毫升，红糖250克。

〔做法〕胡桃壳敲碎，置容器内，倒入黄酒，密封浸泡7日后滤去药渣，加入红糖，煮沸溶化即可。

〔大夫叮嘱〕每次10毫升，每日2次。行经前5日开始服用。本方具有益肾固本、补血活血的功效，适用于虚寒性痛经。

月经不调

妙方一　丹参橘饼酒

〔材料〕丹参10克，金橘饼3个，米酒适量。

〔做法〕将丹参、金橘饼同放锅中，加水适量，用大火煮沸，小火煎煮约30分钟，再入米酒同煮至沸即可。

〔大夫叮嘱〕于月经干净后，每日1剂，连服3日。本方具有活血祛瘀、消肿止痛、养血安神的功效，适用于月经先后无定期、行经时小腹坠胀等。

妙方二　香附丸

[材料]香附 240 克，醋、黄酒各适量。

[做法]将香附研为细末，加醋调为丸，晒干后用黄酒送服即可。

[大夫叮嘱]空腹服用。每次 10 克，每日 2 次。本方具有疏肝理气、调经止痛的功效，适用于肝郁血虚、脾失健运所致的月经不调。

妙方三　阿胶散

[材料]阿胶、黄酒各适量。

[做法]将阿胶炒焦，研为细末，以温黄酒送服即可。

[大夫叮嘱]每次 6 克，每日 2 次。本方中阿胶性甘，有很好的补益作用，该药入肝养血，入肾滋水，对血虚宫冷型的月经不调有明显的改善作用。

妙方四　当归肉桂酒

[材料]当归 30 克，肉桂 6 克，米酒 500 毫升。

[做法]当归、肉桂泡入米酒内 7 日即可。

[大夫叮嘱]每次 20 毫升，每日 2 次。本方具有补血活血、温经通脉的功效，适用于寒凝血瘀导致的经期错后。阴虚火旺、里有实热、血热妄行者忌用。

妙方五　米酒煮蚌肉

〔材料〕蚌肉 150 克，米酒、花生油、生姜汁、盐各适量。

〔做法〕蚌肉洗净，沥干水分备用。锅中倒入花生油，烧至七成热时放入蚌肉略炒，然后加入米酒、生姜汁及适量水同煮，蚌肉熟后加盐调味即可。

〔大夫叮嘱〕食蚌肉饮汤，每日 2 次。本方具有滋阴养血、清热解毒的功效，适用于妇女月经量过多及身体虚弱。

虚　证

妙方一　薤白蜜糖酒

〔材料〕生姜 20 克，薤白 80 克，胡麻仁 50 克，白酒 500 毫升，白蜜、糖各适量。

〔做法〕先将薤白、生姜、胡麻仁放入锅中，加水适量，用大火煮沸，再将糖、白蜜入锅煮沸，最后倒入白酒，密封 7 日即可饮用。

〔大夫叮嘱〕每次 15~20 毫升，每日 1 次。本方适用于体质虚弱又怕冷者。古人认为薤白"入手太阴肺、手阳明大肠经。开胸痹而降逆，除后重而升陷"，食之对肺脏有理气作用，加上生姜的温胃散寒功效，常服可以御寒、抗疲劳，还可通导大肠。

妙方二　山药五味子酒

〔材料〕山药 100 克，山茱萸 30 克，五味子 10 克，人参 10 克，白酒 1 000 毫升。

〔做法〕将以上前 4 味药物加工捣碎，置容器中，加入白酒，密封浸泡 15 日后去渣，即成。

〔大夫叮嘱〕每次 15~30 毫升，每日早晚各服 1 次。本方具有益精髓、健脾胃的功效，适用于体质虚弱、头晕目眩、心慌气短、失眠多梦、遗精早泄、盗汗等。

妙方三　菖蒲酒

〔材料〕鲜石菖蒲 250 克，糯米 500 克，酒曲适量。

〔做法〕将糯米洗净，放入锅中，加水适量，按常法蒸熟备用。鲜石菖蒲放入锅中，加水适量，用大火煮沸，小火煮约 20 分钟后取汁，拌入蒸好的糯米饭中，加入酒曲，密封 7 日即可。密封时间越长越好。

〔大夫叮嘱〕每次 10~15 毫升，每日 2 次。本方有芳香开窍、宽胸开郁的功效，适用于体质虚弱、头晕目眩、失眠多梦者。常饮令人心旷神怡。用酒曲发酵的酒，时间越长，效力越显著，酒越醇香可口。

妙方四　鹿茸酒

〔材料〕鹿茸 5 克，白酒 500 毫升。

〔做法〕将鹿茸片放入容器中，用白酒浸泡 7 日即可。

〔大夫叮嘱〕每次 5 毫升，每日 1 次。本方适用于体质虚弱、畏寒怕冷者。鹿茸性温而不燥，具有提高身体机能的功效，对体虚久病者有较好的强身作用。白酒可进一步增强鹿茸的效果。有实火的人或内热者不可服用，否则易引起出血、烦躁等。亦不可过量饮用。

妙方五 醍醐酒

〔材料〕醍醐（牛乳制成的食用脂肪）、白酒各适量。

〔做法〕将白酒用热水温一下，然后倒入醍醐内，调之即可。

〔大夫叮嘱〕醍醐具有很高的营养价值，可提高人体免疫力。本方具有滋阴润燥、扶正祛邪的功效，适用于虚劳烦热惊悸、肺痿咳唾脓血、消渴等。脾虚湿盛者禁服。

妙方六 茯苓酒

〔材料〕茯苓100克，糯米500克，酒曲适量。

〔做法〕将糯米洗净，放入锅中，加水适量，按常法蒸熟备用。将茯苓放入锅中，加水500毫升，用大火煮沸，小火煮约20分钟后取汁，将其汁加入蒸好的糯米饭中，加入酒曲，密封7日即可。

〔大夫叮嘱〕每次10~15毫升，每日2次。本方具有补脾益胃、强壮筋骨、延年益寿的功效。适用于虚劳、头风眩晕、心悸、失眠等症，是适合老年人长期饮用的理想药酒。体虚、火旺者禁用。

妙方七 羊羔酒

〔材料〕小羊羔半只，糯米500克，酒曲适量。

〔做法〕糯米洗净放入锅中，加水适量，按常法蒸熟备用。将小羊羔洗净、切碎，放入锅中，加水适量，用大火煮沸，小火慢炖成浓汤时，加入蒸熟的米饭中，再加入酒曲，密封酿造10日，然后压去糟渣，取酒液，装瓶备用。

〔大夫叮嘱〕空腹服用，每次10毫升，每日3次。本方具有大补元气、健胃益肾的功效，适用于病后衰弱、脾胃虚寒、食欲减退、腰膝酸软等。

妙方八 **海狗肾酒**

[材料]海狗肾1个，生晒参15克，怀山药30克，白酒1 000毫升。

[做法]将海狗肾浸后切片，人参、山药切碎为末，置于容器中，加入白酒，密封浸泡7日后，过滤去渣即成。

[大夫叮嘱]每次20毫升，每日2次。本方具有补肾助阳、益气强身的功效，适用于肾阳虚衰所致的不育症、精冷、阳痿滑精、畏寒肢冷、腰膝冷痛等症。

妙方九 **天冬膏酒**

[材料]鲜天冬500克，蜂蜜、黄酒各适量。

[做法]将鲜天冬洗净、榨汁，放入锅中，加水适量，用大火煮沸后，改小火煎煮浓缩，然后加蜂蜜成膏。

[大夫叮嘱]每次1汤匙，每日2次，用温黄酒调服。本方适用于体质虚弱、肺胃燥热者。天冬有滋阴润肺、补肾水的功效，常服可以补肾固齿、益寿延年。

妙方十 **茯苓酥**

[材料]茯苓、天冬各2 500克，牛酥、白蜜、蜂蜡各1 500克，黄酒适量。

[做法]茯苓和天冬洗净，放入锅中，加水适量，用大火煮沸，小火煎煮浓缩后，拌入牛酥、白蜜、蜂蜡，放入瓷器内，密封7日即可。

[大夫叮嘱]每次1汤匙，用温黄酒冲服。方中茯苓补益心脾，天冬养阴生津，牛酥润燥，白蜜清热补中解毒，蜂蜡生肌养胃，

诸药相伍,不燥不腻,补益脏腑,黄酒补益活血,引药直达各脏腑,推动药力,故可收颐养延年之功效,适用于中老年人养生保健。

妙方十一 黑芝麻粉

〔材料〕黑芝麻1 500克,黄酒500毫升。

〔做法〕将黑芝麻以水拌匀、蒸熟,晒干再蒸,如此九蒸九晒,研成细粉,以黄酒冲服。

〔大夫叮嘱〕每次10克,每日2次。本方适用于中老年体虚者。黑芝麻色黑入肾,补髓生精,强筋骨,久服百病不生、延年益寿,令人耐寒暑、抗疲劳。

妙方十二 枸杞子酒

〔材料〕枸杞子100克,生地黄50克,火麻仁50克,白酒1 500毫升。

〔做法〕将枸杞子、生地黄、火麻仁捣碎,放于纱布袋中,置于容器内,对入白酒,密封浸泡15日即可。

〔大夫叮嘱〕每晚睡前服用10毫升。本方具有益精气、抗早衰的功效,适用于中老年人养生保健。

妙方十三 松子酒

〔材料〕松子仁600克,菊花300克,白酒1 000毫升。

〔做法〕将松子仁捣碎,与菊花同置容器中,加入白酒,密封浸泡7日后,过滤去渣即成。

〔大夫叮嘱〕每次10毫升,每日1次。本方具有益精补脑的功效,适用于虚羸少气、体弱无力者。但松子所含油脂较多,痰湿体质者不宜多服,以免气机阻滞不通。

妙方十四 **琼玉膏酒**

〔材料〕人参、生地黄、茯苓各等份,白蜜、黄酒各适量。

〔做法〕将人参、茯苓研成细粉。生地黄洗净,放入锅中,加水适量,用大火煮沸,小火煎煮取浓汁,拌入人参、茯苓粉,再加入白蜜,放入瓷器中,在笼中蒸熟,加温黄酒调服即可。

〔大夫叮嘱〕每次 10 克,每日 1 次。本方有填精补髓、健补脾胃、延年益寿的功效,适用于体质较虚弱者。

妙方十五 **四蒸木瓜圆**

〔材料〕大木瓜 4 个,黄芪、续断、苍术、橘皮、乌药、茯神、威灵仙、葶苈子各 25 克,白酒、榆皮末、水淀粉各适量。

〔做法〕大木瓜切盖剜空,把黄芪、续断、苍术、橘皮、乌药、茯神、威灵仙、葶苈子粉碎成细末,放入大木瓜内,以原盖封好,用牙签固定,用白酒浸透,然后入笼内蒸,熟后晒干,再经三蒸、三晒后,捣末,以榆皮末、水、水淀粉混合作黏合剂,制成小丸,如梧桐子(指梧桐树的种子)大。

〔大夫叮嘱〕每次 50 丸,用温白酒送下,每日 1 次。古书载本方"治肝肾脾气虚,为风寒暑湿相搏,流注经络",适用于一切虚劳证、腰膝酸痛证、疲劳乏力证。据说,此四蒸木瓜圆还是皇宫御药院内常备之药。后世据此方,衍生出了各种各样的木瓜酒。

妙方十六 **神仙延寿酒**

〔材料〕生地黄、熟地黄、天冬、麦冬、当归、川牛膝、川芎、白芍、茯苓、知母、杜仲、小茴香、巴戟天、枸杞子、肉苁蓉各

60 克，补骨脂、砂仁、白术、远志各 30 克，人参、木香、石菖蒲、柏子仁各 15 克，黄柏 90 克，白酒 30 升。

〔做法〕将以上前 24 味药物捣碎，放入纱布袋中，置容器中，加入白酒，密封，隔水加热 1.5 小时，取出容器，埋入土中 3 日以去火毒，静置待用。

〔大夫叮嘱〕每次 10 毫升，每日 1 次。本方具有滋阴助阳、益气活血、清虚热、安神志的功效。适用于气血虚弱、阴阳两亏，夹有虚热而出现的腰酸腿软、乏力、气短、头晕目眩、食少消瘦、心悸失眠等症。

妙方十七 归圆杞菊酒

〔材料〕当归 (酒洗)30 克，龙眼肉 250 克，枸杞子 12 克，菊花 (去蒂)30 克，白酒适量。

〔做法〕将以上前 4 味药物放入纱布袋中，置于坛中，再加入白酒，封固贮藏月余后即可服之。

〔大夫叮嘱〕每次 10 毫升，每日 1 次。本方中当归"辛香而润，香则走脾，润则补血，故能透入中焦荣气之分，而为补荣之圣药"。龙眼肉为果中神品，补心脾，益气血，老弱宜之。枸杞子与菊花同用，治肝肾不足、头晕目眩等。此酒能补心肾、和气血、益精髓、壮筋骨、润肌肤、驻颜色，可长期服用。

妙方十八 三桂温补酒

〔材料〕干龙眼肉（桂圆）240 克，干桂花 60 克，肉桂 30 克，白酒 1 200 毫升。

〔做法〕将龙眼肉、桂花、肉桂同入酒坛中，加入白酒，封固浸泡 2 周后启封，滤去药渣，待酒液澄清，即可饮用。

〔**大夫叮嘱**〕每次 10 毫升，每日 1 次。本方有温补心脾、安神养颜的功效。适用于面色少华、健忘耳鸣、心悸怔忡、失眠多梦、脘腹冷痛等症。

妙方十九 **黄精酒**

〔**材料**〕黄精 (去皮)、松叶、枸杞根各 250 克，天冬 (去心)150 克，糯米 1 500 克，酒曲适量。

〔**做法**〕将以上前 4 味药物捣成粗末，放入锅中，加水适量，用大火煮沸，小火煎煮约 30 分钟，取药汁 1 500 毫升。糯米洗净，放入锅中，加水适量，按常法蒸熟。将酒曲与药汁同入糯米饭中，密封 15 日后即可用之。

〔**大夫叮嘱**〕每次 10 毫升，每日 1 次。黄精产于徽州，徽人常以其为馈赠之品，蒸之极熟，随时可食，味甘而厚腻，补血滋阴、养脾胃。本方有延年益寿、返老还童之功。本酒稍有腻滞之性，有湿痰者及胃纳不佳者不宜服用。

妙方二十 **枸杞子膏**

〔**材料**〕鲜枸杞子、黄酒各适量。

〔**做法**〕将鲜枸杞子加黄酒适量，研烂，榨汁，小火熬成膏，用温黄酒调服即可。

〔**大夫叮嘱**〕每次 10 克，每日 1 次。本方有轻身益气、补髓填精、抗衰老等功效，适用于肝肾亏虚、早衰者。

妙方二十一 **参术酒**

〔**材料**〕党参 30 克 (或人参 20 克)，炙甘草 30 克，茯苓、白术 (炒) 各 40 克，生姜 20 克，大枣 30 克，黄酒 1 000 毫升。

〔**做法**〕将除黄酒以外的药物捣碎，然后用黄酒浸于净瓶中，封口，3日后去渣备用。

〔**大夫叮嘱**〕空腹温饮。每次 10 毫升，每日早晚各服 1 次。本方具有补脾益胃的功效，适用于脾气亏虚之食少腹胀、气短无力、面黄肌瘦等。长期服用可强身健体。